DES MOYENS

LES PLUS PROPRES A FAVORISER LE RETOUR DU MOUVEMENT

DANS LES

PARALYSIES CONSÉCUTIVES

AUX ATTAQUES D'APOPLEXIE CÉRÉBRALE

PAR LE

Dʀ Victor CAZAUBON

(d'Ygos (Landes)

BORDEAUX

IMPRIMERIE BORDELAISE

43, RUE PORTE-DIJEAUX, 43

—

1885

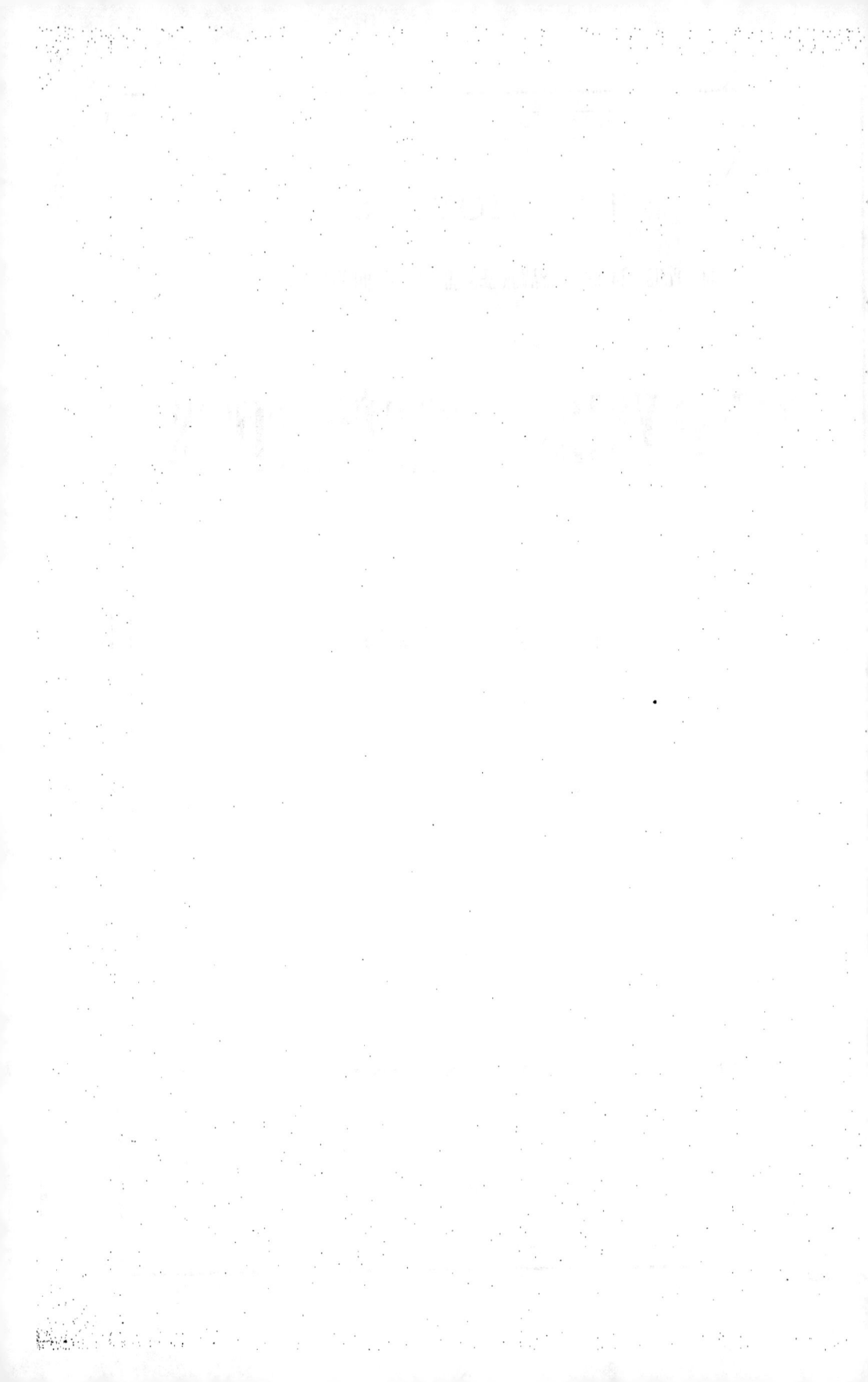

DES MOYENS

LES PLUS PROPRES A FAVORISER LE RETOUR DU MOUVEMENT

DANS LES

PARALYSIES CONSÉCUTIVES

AUX ATTAQUES D'APOPLEXIE CÉRÉBRALE

PAR LE

Dʀ Victor CAZAUBON

d'Ygos (Landes)

BORDEAUX

IMPRIMERIE BORDELAISE

43, RUE PORTE-DIJEAUX, 43

1885

DES MOYENS

LES PLUS PROPRES A FAVORISER LE RETOUR DU MOUVEMENT

DANS LES

PARALYSIES CONSÉCUTIVES

AUX ATTAQUES D'APOPLEXIE CÉRÉBRALE

PAR LE

Dᴿ VICTOR CAZAUBON

d'Ygos (Landes)

— · — · — · — · ·· ·Đ· · — · — · — · —

BORDEAUX

IMPRIMERIE BORDELAISE

43, RUE PORTE-DIJEAUX, 43

—

1885

DES MOYENS

LES PLUS PROPRES A FAVORISER LE RETOUR DU MOUVEMENT

DANS LES

PARALYSIES CONSÉCUTIVES

AUX ATTAQUES D'APOPLEXIE CÉRÉBRALE

PAR LE

Dʀ Victor CAZAUBON

d'Ygos (Landes)

———————— ⚬ ————————

BORDEAUX

IMPRIMERIE BORDELAISE

43, RUE PORTE-DIJEAUX, 43

—

1885

A LA MÉMOIRE DE MON GRAND-PÈRE

LE DOCTEUR B. CAZAUBON

A LA MÉMOIRE DE MON GRAND-PÈRE

LE DOCTEUR L. LARTIGAU

A LA MÉMOIRE DE MON ONCLE

LE DOCTEUR A. CAZAUBON

A LA MÉMOIRE DE MES ONCLES

G. CAZAUBON — F. LARTIGAU

A MON PÈRE

LE DOCTEUR G. CAZAUBON

Mon premier Maître, mon meilleur Ami

~~~~~~~~~~~~~~

A LA MEILLEURE DES MÈRES

Témoignage d'amour filial.

A MA SŒUR

Aimons-nous toujours

~~~~~~~~~~~~~~~~~~

A MON BEAU-FRÈRE

LE DOCTEUR E. NAUREILS

A TOUS MES GENTILS PETITS NEVEUX

~~~~~~~~~~~~~~~~

A MON ONCLE

L'ABBÉ LARTIGAU

~~~~~~~~~~~~~~~~

A MON COUSIN

ADOLPHE CAZAUBON

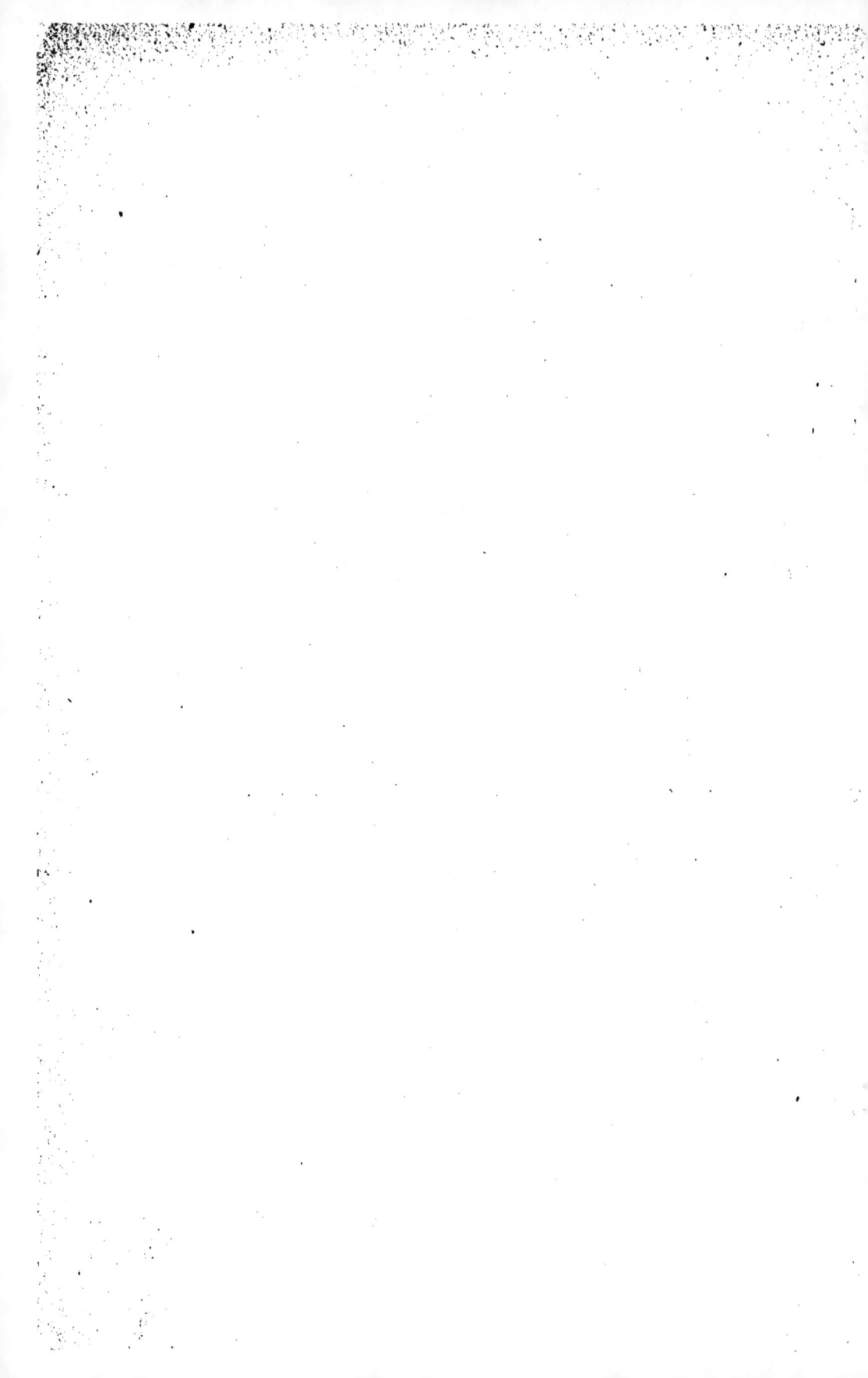

INTRODUCTION

PLAN DU SUJET

Quand nous arrêtâmes pour la première fois le sujet général qui fixerait notre choix pour la composition d'une thèse inaugurale, nous nous déterminâmes tout d'abord dans le sens d'une étude thérapeutique, le seul soulagement des malades là où la cure n'est pas possible nous ayant toujours apparu comme l'objectif ultime et la sanction utile des travaux de l'école.

Parmi les malades qui s'acheminent vers l'infirmité, d'une marche trop souvent fatale et qui, pour cela même, passent parfois pour des quantités négligeables dans un grand hôpital réservé par les règlements au traitement des maladies aiguës, nous avons remarqué les paralysies de date récente. D'un autre côté, habitant un département où les eaux sulfureuses et sulfatées sont quotidiennement utilisées pour favoriser le retour du *mouvement* dans les paralysies de divers ordres (Dax et Préchac dans les Landes), nous avons été encouragé par quelques observations à poursuivre notre idée première. Enfin, attaché comme externe libre au service hospitalier de M. le professeur de Fleury, et ayant suivi parallèlement à ses visites hospitalières son enseignement à la Faculté pendant deux années consécutives, nous avons recueilli avec un vif intérêt l'exposé fait par notre maître, des indications et contre-indications de la saignée générale de la strychnine, de la picrotoxine de certaines eaux minérales salines, salées ou sulfurées dans le traitement des paralysies.

La longue étude expérimentale et physiologique qu'entreprit dans son laboratoire et notamment sur lui-même, M. le professeur de Fleury touchant les propriétés physiologiques de la coca du Pérou, pendant les années 1882-1883, l'application prolongée qu'il fit de la teinture alcoolique, du vin et surtout de l'infusion de coca, dans les salles 4 et 12 de l'hôpital Saint-André, à des paralysies de tout ordre, principalement aux hémiplégiés d'origine apoplectique, nous ont absolument décidé. Dès ce moment nous fîmes part à notre maître du projet de choisir pour sujet de thèse le traitement médical de la paralysie en général.

Mais, M. de Fleury nous fit observer qu'en choisissant un sujet aussi vaste, nous nous condamnions à écrire des volumes et surtout à composer plutôt un travail de diagnostic différentiel, c'est-à-dire de pathologie clinique qu'une étude thérapeutique. D'où la nécessité de spécifier le sujet en rétrécissant le cadre.

En effet, le syndrôme *paralysie* entendu dans son sens le plus général comme caractéristique de la perte totale ou partielle des facultés motrices est aussi étendu que complexe.

Il y a premièrement à établir une séparation radicale entre les paralysies avec lésion de *materia*, c'est-à-dire organiques, et les paralysies fonctionnelles ou simplement dynamiques.

Tout d'abord nous écartons ces dernières, celles qui sont du domaine des paralysies hystériques, des névroses et des pertes de mouvement consécutives à l'évolution des fièvres graves et septicémiques (fièvre typhoïde, diphtérie); l'hémiplégie épileptique rentre dans le même cas. Nous n'entendons pas nous occuper davantage des pertes de mouvement qui accompagnent les intoxications métalliques (paralysie saturnine). Nous faisons des réserves pour la paralysie d'origine syphilitique dont l'encéphale peut être le siège. La paralysie infantile, agitante, la paralysie générale progressive ne nous appartiennent pas, non plus que les paralysies alternes ascendantes et la plupart des monoplégies. Enfin, parmi les paralysies par lésions organiques nous éliminons toutes les myélites. C'est dire que le cadre de notre sujet se limite aux pertes du mouvement avec ou sans lésion de la sensibilité dont l'origine et la cause organique ont leur siège dans le cerveau.

L'hémiplégie consécutive à l'apoplexie cérébrale, tel est donc notre véritable sujet, et encore là, devons-nous spécifier en écartant ce qui touche au ramollissement, tout en reconnaissant que certaines formes de ramollissement aigu peuvent donner le change avec l'hypérémie congestive et l'hémorrhagie. Mais c'est principalement la perte unilatérale du mouvement à la suite d'une rupture hémorrhagique dans la zone motrice, les noyaux centraux et la couche corticale qui nous occupent dans ce travail au point de vue thérapeutique. L'embolie de la sylvienne ou de ses émergences, la paralysie par anémie centrale, sont d'un diagnostic difficile et inséparable de notre thèse. Mais, en général, ce sont les lésions apoplectiques qui se passent dans les noyaux centraux dont les hémiplégies vont nous occuper. La couche optique, le corps strié avec ses segments, la région qui l'avoisine (capsule interne, capsule externe avant-mur), tel est surtout le territoire des accidents qui nous intéressent.

· Nous ne nous faisons pas d'illusion sur l'extrême difficulté d'un sujet ainsi rétréci pathologiquement et traité seulement au point de vue de la thérapie la plus appropriée au retour du mouvement normal. Si en écartant les formes si multiples des paralysies non apoplectiques, nous avons simplifié la tâche au point de vue de l'étendue, nous l'avons rendue plus difficile en nous plaçant en face d'une série limitée d'accidents dont le pronostic est souvent réglé d'avance.

On sait, en effet, qu'il existe une marche progressive et en quelque sorte fatale dans l'évolution de l'apoplexie reconnaissant pour cause l'hémorrhagie cérébrale. Des poussées congestives ou hémorrhagiques successives, le plus ordinairement au nombre de trois, manifestent cette marche en quelque sorte réglée. Un aphorisme populaire traduit cette triple évolution et s'exprime aussi bien en latin qu'en langue moderne On dit en effet à propos des trois attaques relevées par les auteurs : *Prima monet, secunda debet, tertia solvet...* La première avertit, la seconde engage, la troisième décide.

Or, on sait désormais qu'il existe une artère spéciale émergeant de la sylvienne qui, sous l'influence de l'ictus apoplectique, produit ses premiers désordres dans la région de l'avant-mur. La lésion peut refouler la capsule interne sans entraîner des désordres durables et, à ce premier degré, la guérison est de règle. Une seconde attaque poussera plus avant ses ravages et les segments du corps strié seront envahis. Alors les accidents paralytiques seront plus graves et plus persistants. La guérison devient difficile si le corps strié est annihilé physiologiquement et que la couche optique soit attaquée, l'incurabilité devient la règle.

Enfin, le ventricule latéral est-il lésé, son invasion par le sang hémorrhagique entraîne un coma très grave; la sensibilité est atteinte en même temps que la motilité est sidérée dans toute la moitié du corps opposée à la lésion; une issue fatale est alors une question de quelques jours; et si le quatrième ventricule est frappé la mort est immédiate et foudroyante. Mais entre ces dernières formes irrémédiables et les premières presque toujours curables, il y a les formes transitoires, intermédiaires vis-à-vis desquelles l'abstention thérapeutique n'est pas permise. Un praticien expérimenté sait alors intervenir utilement pour diriger et hâter le relèvement du malade. L'objet de cette étude est de discuter et résumer l'application des meilleures méthodes pour atteindre ce but.

Je ne saurais terminer cet exposé de mon travail sans adresser à M. le professeur de Fleury, mon président de thèse et mon ancien maître à l'hôpital Saint-André, l'hommage de ma gratitude pour les conseils qu'il m'a fournis. C'est dans son service que j'ai vu essayer deux médications nouvelles en ce qui touche mon sujet: la pricrotoxine et la coca du Pérou.

Que mon cher et vénéré père, le Dr Cazaubon d'Ygos, qu'il m'est doux de nommer ici, pour les quelques observations de saignée générale et de balnéothérapie sulfureuse naturelle qu'il m'a fournies, reçoive également mes remerciements avec l'expression de ma piété filiale.

CHAPITRE PREMIER

PREMIÈRE PÉRIODE

Période de stupeur

Immédiatement après l'éclat de l'ictus apoplectique, alors que le malade est accablé par cette sorte d'ivresse cérébrale qui est la conséquence d'un trouble profond dans la circulation intra-céphalique, on ne saurait songer aux médications excitatrice et tonique reconstituante.

La *révulsion* est la seule chose que l'on puisse et que l'on doive tenter comme médication externe. C'est la médication stimulante et désébriante (si nous osons créer ce mot) qui conviendrait (acétate d'ammoniaque, alcool dilué). Mais, il est la plupart du temps impossible de rien faire au premier moment.

La révulsion est *transpositive* ou *dérivative*. Transpositive, elle agit par irritation substitutive en provoquant un travail réactionnel susceptible de favoriser tout au moins le réveil de l'activité cérébrale. Plus la réaction tentée est vive et prompte plus elle est énergique, plus elle a de chance d'être favorable. Cette révulsion dans la congestion ou l'hémorrhagie cérébrale doit être pratiquée de préférence sur les membres inférieurs. Les frictions avec des liniments irritants. Les sinapismes promenés de la face interne et supérieure des cuisses au col-de-pied, mais toujours surveillés en raison des brûlures qui peuvent en être la conséquence ; les vésicatoires ammoniacaux et cantharidiens ; l'application du marteau de Mayor sont alors autant de moyens indiqués. Le cautère actuel lui-même et les pointes de feu aux extrémités inférieures, quand la sidération est complète et que les membres paralysés sont frappés d'une résolution flaccide, ont provoqué parfois un retour au sentiment conscient; car c'est ici qu'il convient de mettre en pratique l'aphorisme classique : *Duobus laboribus simul obortis, non in eodem loco, vehementior obscurat alterum.*

En tout état on évitera le plus possible de déplacer brusquement et de secouer le malade. L'immobilité et une prise suffisante d'air vif avec la tête un peu plus élevée que le tronc sont de règle. Il est fréquent que le malade rejette par la bouche, soit des aliments, soit des liquides gastriques, des glaires ou de la bile; on favorisera plutôt que de contrarier ce travail; et il sera opportun de mettre à profit le moment où le sujet ne présente aucune contracture des maxillaires pour lui faire prendre à très petites doses un cordial stimulant, composé d'eau-de-vie et d'eau de mélisse additionné d'un peu d'acétate d'ammoniaque. Si la déglutition se fait, le réveil intellectuel, la sensibilité générale et les mouvements volontaires pourront renaître.

Telle est la médication de la première heure, la plus urgente immédiatement après l'ictus apoplectique.

Parallèlement à ces indications premières de révulsion transpositive s'imposent les moyens dérivatifs. Les lavements purgatifs, drastiques, ou simplement laxatifs se recommandent au premier chef. Ils sont souvent d'une application difficile.

Les inconvénients sont de plusieurs sortes. On prendra tout d'abord les précautions les plus délicates afin de ne pas soumettre le corps du malade en quelque sorte inerte et d'un maniement très difficile à des ébranlements dangereux pour le cerveau.

Si le lavement ne peut être reçu ni retenu au moins quelques minutes, par suite de l'extension aux intestins et aux sphyncters de l'attaque paralytique, on ne s'obstinera pas dans une médication inutile. Dans le cas contraire, deux gouttes de croton tiglium incorporées à 15 grammes de décoction de follicules de séné pour 150 grammes de véhicule, constitueront un lavement approprié. L'huile de ricin, le sulfate de soude et plus simplement le sel de cuisine dissous dans l'eau tiède (une cuillerée à soupe pour 200 grammes d'eau) peuvent produire d'excellents effets.

Ici se présente une question de solution difficile et dont l'importance est cependant capitale dans le traitement de la première période de la paralysie apoplectique. Il s'agit toujours de médication dérivative et d'un moyen longtemps considéré comme le plus puissant et le plus efficace de cet ordre de médication. Nous voulons parler des *émissions sanguines*. On nous permettra de discuter cette méthode avec détails.

La saignée générale, représentée presque exclusivement aujourd'hui par l'ouverture de la veine médiane bazilique ou céphalique, et la saignée locale par des applications de sangsues aux apophyses mastoïdes ou aux malléoles étaient, dans la première moitié de ce siècle, la base et comme l'indication dominante de tout traitement de l'attaque d'apoplexie. On a presque exclusivement renoncé aujourd'hui à l'une et à l'autre de ces deux méthodes. Les sangsues meurent faute de culture dans les viviers d'hirudinées désormais délaissés; et le fabricant d'instruments de chirurgie ne veut plus guère que des lancettes à abcès ou à vaccin.

Si l'aveu n'en était délicat à faire, nous nous permettrions d'ajouter que dans la plupart des services hospitaliers, plusieurs de nos maîtres bannissent absolument la saignée; nombre de jeunes docteurs se troubleraient aujourd'hui devant l'ouverture d'une veine. La faute en est un peu, si faute il y a, à l'école de Trousseau, qui précisément, à propos de la pléthore morbide et même physiologique, à propos des congestions et des hémorrhagies frappant les grands foyers de la vie, se montrait trop réservé au sujet des émissions sanguines. Trousseau attribuait à la saignée locale une valeur basée sur l'indépendance propre et la vie toute locale, du système circulatoire de chaque appareil organique, et il admettait très bien les saignées capillaires comme moyen de congestionnement régional et topique. Mais dans son grand traité de thérapeutique de matière médicale écrit en collaboration avec Pidoux, il semble s'abstenir intentionnellement sur les indications de la phlébotomie dans la congestion et l'hémorrhagie cérébrale (Tome 1er, médication antiphlogistique 8me édition — 1868).

Sur ce sujet difficile nous avons d'autant plus cherché à nous éclairer par la lecture des maîtres les plus autorisés, que, d'une part, il est assez rare de soigner à l'hôpital le début immédiat d'une hémorrhagie cérébrale, et que d'un autre côté pour le répéter, nous avons pu voir la saignée générale presque délaissée dans la plupart des services hospitaliers que nous avons suivis. Le Dr Ferrand, médecin des hôpitaux de Paris et membre fondateur de la Société de thérapeutique, a publié sous le titre de *Traité de thérapeutique médicale*, un véritable guide des principaux modes de médication répondant à l'indication thérapeutique et au traitement des maladies (J. B. Baillière, Paris 1875). Ce livre, qui nous semble trop peu lu, est un véritable modèle d'analyse clinique et philosophique et d'indications générales de traitement. Or voici dans

2

quels termes s'y trouve discutée la question de la phlébotomie dans la congestion cérébrale, entraînant paralysie:
(page 263 et suivantes: congestion cérébrale).

« Si la congestion est intense apoplectique, on se trouve en
» présence d'une grande difficulté. Frappé des ressemblances
» que certains apoplectiques présentent avec des syncopes,
» Trousseau, à l'exemple de Moncret, avait fini par bannir la
» saignée de son traitement... Il y a là une distinction impor-
» tante à faire : tant que le molimen congestif ne fait que
» stimuler les aptitudes fonctionnelles du cerveau, la plénitude
» vasculaire et l'hyperemie cérébrale commandent une
» même indication, qui est de calmer l'une et l'autre fonction
» nerveuse et vasculaire ; quand, au contraire, la congestion
» dépasse cette mesure et soit par compression, soit par dis-
» tension, tend à supprimer toute activité fonctionnelle du cer-
» veau, il y a dès lors danger d'atteindre le cerveau en frappant
» le système vasculaire et d'augmenter l'asthenie cérébrale par
» la syncope. Mieux vaut, ainsi que le conseillait Trousseau,
» négliger alors l'élément vasculaire..... Quand la congestion
» cérébrale est moyenne d'intensité et caractérisée par des
» phénomènes d'excitation fonctionnelle du cerveau, les
» moyens évacuants indirects seront les plus efficaces et plus
» prompts à agir. La saignée largement faite et combinée
» avec les émissions locales, tel est le premier moyen et le
» plus héroïque..... Les saignées locales seront obtenues sur-
» tout par les sangsues à l'anus et aux apophyses mastoïdes. »

Plus loin (page 323, § 669), le même auteur, traitant des
actes de perversion circulatoire et spécialement de l'apoplexie
cérébrale, dit :

« Les émissions sanguines ont un effet déplétif qui, en fai-
» sant baisser le chiffre de la tension vasculaire peut avoir de
» réels avantages au moment de l'attaque. Aussi, pour réaliser
» plus sûrement cet effet, a-t-on proposé de saigner des

» vaisseaux qu'on supposait plus immédiatement en continuité
» avec la circulation intra-crânienne : (artère fémorale,
» veine jugulaire, frontale et plus particulièrement vaisseaux
» sanguins de la membrane pituitaire.) »

L'auteur conclut en indiquant, avec Trousseau, *l'état syn-*
copal comme contre-indication de la saignée dans les résolu-
tions cérébrales avec perte de connaissance, pouls petit,
impulsion cardiaque faible, état syncopal en un mot. Les
affections organiques du cœur, surtout les lésions de l'orifice
aortique, seraient une raison absolue de s'abstenir.

A ces données fournies par la grande école de Trousseau,
nous ajouterons les conseils que nous avons reçus dans cette
école et que nous avons entendu proférer de la bouche de nos
Maîtres à l'Hôpital Saint-André de Bordeaux.

Qu'on nous permette tout d'abord de citer les lignes
suivantes qui nous paraissent caractériser si nettement le
mécanisme de l'action physiologique de la saignée, qu'il
suffit de s'en pénétrer pour être à même de faire une application judicieuse de ses indications thérapeutiques à l'apoplexie cérébrale.

« La saignée générale produit essentiellement des effet géné-
» raux, c'est-à-dire qui réagissent sur l'organisme tout entier.
» Son premier effet est un effet d'évacuation. Son résultat.
» immédiat est une diminution de la tension du sang dans
» les artères, les reins et les capillaires. La force de retour
» (*vis a tergo*) qui pousse le sang vers les cavités droites du
» cœur en est diminuée d'autant. Le cœur lui-même éprouve
» à un degré moindre l'excitation impressionnelle que joue le
» rôle mécanique et physiologique dans les contractions sys-
» toliques des oreillettes et des ventricules. De là un affaiblis-
» sement, un ralentissement dans les mouvements du cœur. Cet
» affaiblissement peut aller jusqu'à la syncope et ce ralentisse-
» ment jusqu'à la suspension au moins apparente des pulsa-

» tions cardiaques et artérielles..... La saignée entraîne
» d'abord une dérivation et secondairement une révulsion.....
» Les conséquences physiologiques en sont les suivantes :
» abaissement de la température, diminution de la contracti-
» lité musculaire, anesthésie sensorielle, acinésie cardiaque
» et plus tard accroissement dans le nombre des leucocytes
» ou globules blancs pour préparer la réparation des globules
» rouges soustraits dans la masse du sang. Ces simples don-
» nées permettent d'apprécier sans passion la valeur de la
» phlébotomie comme moyen thérapeutique et d'en déduire les
» indications comme les contre-indications.

» La saignée générale s'adresse toujours à un symptôme,
» jamais directement à la cause première d'un état patholo-
» gique. Les effets qu'on doit en attendre sont donc relatifs et
» d'une action passagère. Si le symptôme qu'elle combat est
» tout le mal, elle devient curative, s'il n'est qu'un épiphéno-
» mène, elle est seulement palliative, en présence de simples
» prodromes elle est préventive..... Si un sujet est dans l'âge
» adulte ou viril, si sa constitution est robuste, son tempéra-
» ment sanguin, la saignée générale est indiquée. Dans ce cas
» une congestion pulmonaire double, un rhumatisme articu-
» laire aigu généralisé une *hypérémie ou congestion encépha-*
» *lique,* la commotion résultant d'une chute, d'un traumatisme
» violent, certaines dyspnées dans la grossesse; l'éclampsie
» puerpérale, l'encéphalite aigue, la meningo myélyte,
» la péritonite aigue, franche et simple, constituent autant
» d'états morbides vis-à-vis desquels l'ouverture de la veine
» est utile et souvent nécessaire. C'est qu'alors aussi le symp-
» tôme plethore, hypérémie, congestion et phlogose consti-
» tuent la modalité dominante du mal.

» Voici maintenant pour les contre-indications :
» Dans l'apoplexie cérébrale, dans l'angine de poitrine, si
» l'on a des raisons de supposer une embolie, une trombose,

» on n'ouvre pas la veine. Encore bien moins dans l'épilepsie
» dans les pseudo congestions hystériques.....

» Il y a telle forme apoplectique qui n'est due qu'à un obs-
» tacle mécanique, au retour du sang vers le cœur; en pareil
» cas, la saignée hâte la mort (De Fleury, leçon de thérapeu-
» tique générale et de pharmacodynamie), Paris, Adrien De-
» lahaie, 1875, page 382 et suivantes ».

Ce que nous croyons devoir retenir de cette citation se rapporte principalement à ce principe, que la saignée générale
s'adresse toujours à un symptôme, et que la convenance de
la contre-indication de la phlébotomie est subordonnée à des
considérations purement objectives et toutes individuelles, rela-
tives à l'âge, à la constitution, au tempérament du sujet plus qu'à
la spécialité de l'état morbide. En somme, les questions que
se pose tout d'abord le médecin en présence d'un paralytique
encore sous le coup de la première période de l'ictus apoplectique, sont les suivantes:

A. — Dans quel cas faut-il ou ne faut-il pas saigner?

B. — Quand l'opération est décidée, quel est le moment le
plus propre pour la pratiquer?

C. — Le vaisseau sanguin étant ouvert, la saignée doit-elle
être copieuse ou peu abondante? unique ou répétée? et dans
ce cas, à quels intervalles?

Auxquelles questions nous croyons pouvoir répondre.

A. — Il est impossible de fixer l'indication absolue de la
saignée générale sur l'espèce et le siège de la lésion qui déter-
mine l'attaque paralytique; car, seule la nécrofsie révèle ce
siège et cette lésion. On doit donc accepter comme guide
unique de la détermination à prendre les données fournies
par une observation scrupuleuse des symptômes et les conclusions rationnelles sont alors les suivantes : Vous pouvez
et devez même ouvrir la veine; si le sujet frappé est dans la
force de l'âge, présente un pouls plein, dur, régulier, avec

absence de lésions organiques à l'orifice des gros vaisseaux
du myocarde. Si la face vultueuse et injectée, indique une
stase sanguine dans les capillaires de la périphérie, si la constitution du malade est robuste et le tempéramment sanguin
nettement accusé, l'indication est plus claire encore. Un pouls
dissimulé, petit, fuyant, irrégulier, intermittent, une lésion
organique du cœur, contre-indiquent au contraire l'opération,
tout aussi bien que l'état de syncope.

B. — Beaucoup de praticiens prétendent aujourd'hui qu'il
est nécessaire de laisser le malade se remettre de la première
commotion résultant de l'attaque. Ils conseillent donc de n'ouvrir la veine, que 24 ou 12 heures au plus, selon le cas, après
l'ictus apoplectique. Mais en tenant compte des réserves qui
précèdent, nous pensons que c'est s'exposer à perdre ainsi une
partie des bénéfices que l'on peut attendre de la saignée en
cette occurence. En effet, les deux effets immédiats de la déplétion de la veine par la soustraction d'une colonne de fluide
sanguin sur la grande voie des vaisseaux de retour sont :
1° du côté du cœur, un affaiblissement du pouvoir kinétique,
c'est-à-dire de la force propulsive du sang; 2° du côté des organes centraux, et notamment de l'encéphale, une évacuation
qui favorise d'autant le premier travail de resorption d'un
caillot hémorrhagique.

C. — Il ne nous paraît pas qu'en aucun cas la saignée doive
être très copieuse — 200 à 250 grammes — tel est le maximum
qui nous semble devoir être extrait. Et si une sorte de réveil
général succède à cette première opération, le bouil-
lon, le vin, le suc de viande devront intervenir comme
moyen compensateur, dès les premiers jours de l'accident. Il
est vrai que l'on ne devra employer alors que des doses mini-
mes et rigoureusement surveillées. Quant à la répétition de la
saignée on ne réouvrira la veine qu'autant que les premiers
résultats auraient été favorables et qu'un travail réactionnel

exagéré, manifestera une tendance à des phénomènes nouveaux d'hyperhémie et de pléthore congestive.

Tels sont les premiers soins qui nous paraissent indiqués dans la période de stupeur apoplectiforme qui accompagne l'attaque d'apoplexie cérébrale avec hémiplégie totale ou partielle. A cette première période il est vrai, la lésion motrice est comme couverte et masquée par la congestion cérébrale; cette lésion n'en existe pas moins et un traitement heureux peut (rarement il est vrai) enrayer dès le début les accidents paralytiques dont nous étudions le traitement dans ce travail.

On trouvera à la fin du chapitre III, un certain nombre d'observations, dans lesquelles la saignée a été pratiquée.

CHAPITRE II

DEUXIÈME PÉRIODE

Période transitoire ou intermédiaire entre la stupeur et la contracture.

Il est difficile, pour ne pas dire impossible, de déterminer d'une manière exacte l'époque à laquelle commencerait ce que nous appelons la *deuxième période :* période intermédiaire et transitoire de l'évolution paralytique consécutive à l'attaque d'apoplexie cérébrale. C'est bien plus par un relèvement exact des syndrômes, que par la numération des jours écoulés, que l'on devra se régler. Le siège et le genre de la lésion dans l'encéphale (corps strié, couche optique, capsule externe, capsule interne, avant-mur, faisceaux fronto-pariétaux, ventricules latéraux, etc., etc.) déterminent des formes diverses d'hémiplégie. Nous sortirions de notre sujet en analysant ici la thèse remarquable du professeur Pitres à ce sujet (Paris, 1877). Dans l'article *Paralysie* du Dictionnaire des Sciences médicales, le professeur Grasset expose magistralement ces diverses formes. Ce que nous entendons par période *intermé-*

diaire ou *deuxième période* de *l'hémiplégie* à la suite de l'apoplexie cérébrale, répond à un état général que l'on peut constater à la suite de la majeure partie des attaques d'apoplexie entraînant la perte du mouvement et souvent l'abolition ou, au contraire, l'exagération de la sensibilité dans la moitié sidérée du corps.

La stupeur, l'ivresse cérébrale ont disparu et aussi la rigidité des premiers jours, rigidité qu'il ne faut pas confondre avec la contracture et la rétraction permanentes que fixe ordinairement l'état de la troisième période. Les membres frappés sont plutôt dans la résolution que dans la rigidité : les mouvements provoqués au siège même des grosses articulations sont particulièrement douloureux. Il y a souvent hémi-anesthésie ou hémi-hyperesthésie, en même temps que paralysie motrice. Le malade est en pleine possession de son intelligence. Il tente de provoquer spontanément des mouvements devenus impossibles et demande au médecin de lui faciliter la récupération du pouvoir excito-moteur dans le côté atteint. C'est ordinairement dans le second septenaire consécutif à l'ictus hémorrhagique ou embolique que se constitue cet état transitoire. Quelle est la tâche thérapeutique du clinicien en présence de cet état? C'est là ce que nous étudions en ce moment.

Doit-on, comme il arrive trop souvent, laisser la nature maîtresse de l'évolution morbide, et ne venir à son aide que par de rares dérivatifs (calomel, purgatifs salins)? C'est là une question qu'il est impossible de ne pas discuter, si l'on réfléchit que selon le foyer de l'invasion hémorrhagique on se trouve en face ou d'une situation absolument perdue et condamnée d'avance, ou d'un état que les toniques et les dérivatifs améliorent fatalement; ou enfin, et c'est le point de vue qui nous intéresse, en présence d'une forme intermédiaire entre la guérison assurée et la mort certaine, auxquel cas il faut intervenir.

Le problème est loin d'être simple, car le clinicien le
plus expérimenté, malgré les grands progrès du diagnostic
de la localisation cérébrale, n'est jamais certain du point
précis du foyer hémorrhagique, et nous venons de dire
que selon tel siège exact et l'étendue de la lésion, une hémorrhagie cérébrale peut être ou fatalement guérissable ou fatalement mortelle ou donner lieu, au contraire, à une évolution
lente et douteuse comme pronostic. En tous cas, le médecin qui
se trouve en face d'une hémiplégie apoplectiforme qui n'a pas
été sidérante, doit envisager trois points d'anatomie pathologique très distincts. L'organe propre du mouvement, le muscle
strié. ou lisse n'est atteint, dès le début, que secondairement.
La lésion du muscle est d'abord fonctionnelle, ce n'est que
finalement que la contracture peut ou doit survenir. Quant à
l'atrophie, elle est très rare dans l'espèce.

Il faudra donc entretenir la propriété contractile du muscle.
Mais c'est là l'affaire de la troisième période de l'évolution
hémiplégique.

Avant cette période, il y a la culture thérapeutique, si j'ose
dire, des accidents dits neurolytiques. L'incitation et la trans-
mission de l'excitabilité motrice ont été lésées ; premièrement
sur un point circonscrit des lobes cérébraux, et, par suite, sur
les voies nerveuses qui portent au muscle cette excitation centrale. Il faut restituer à la cellule nerveuse et au foyer auto-
moteur son indépendance fonctionnelle : c'est là l'objet de la
thérapeutique dans la deuxième période.

Enfin, si l'on s'en rapporte au cadre que nous nous sommes
tracé et qui limite à l'hémiplegie apoplectiforme d'origine
hémorrhagique ou embolique le traitement des épiphénomènes
paralytiques, on doit, dès le début, s'enquérir des moyens les
plus propres à parer au *désordre circulatoire* en régularisant
et en réglant autant qu'il se pourra depuis son centre d'impulsion, le myocarde, jusqu'au territoire du cerveau où siège le

foyer morbide, la circulation hématique. Les indications thérapeutiques de cet ordre répondent à la période de stupeur, à la première période de la paralysie apoplectique. Nous n'aurons pas à y revenir.

La dérivation et la déplétion sont les agents principaux de cette phase de début. Nous avons vu comment il convenait de les employer.

En somme, assurer la régularisation de la circulation centrale et périférique, d'abord, travailler à la resorption des caillots hémorrhagiques et à la restauration de l'élément nerveux pour lui restituer ses propriétés d'excitabilité dynamique, rappeler les propriétés contractiles des muscles et combattre, s'il y a lieu, l'atrepsie; telle est la triple tâche incombant au médecin en présence d'un hémiplégique qui a échappé aux accidents foudroyants de l'attaque et chez lequel la motricité indique une persistance à ne pas reprendre ses fonctions par la seule application de la méthode expectante. Durant tout le cours de la maladie on agira par la médiation tonique, principalement le quinquina, les phosphates et au besoin l'huile de foie de morue; on doit se méfier du fer, en raison de la constipation et des phénomènes gastro-céphaliques que son emploi peut produire sous forme métallique. On pratique généralement, pour combattre les accidents consécutifs à l'attaque et qui fixent la paralysie, trois sortes de médications : la strychnine, l'électricité et les eaux minérales que nous spécifierons plus loin. Parlons d'abord de la strychnine.

Il est d'autant moins impossible de fixer nettement les indications thérapeutiques, l'opportunité de l'emploi de la strychnine, dans le traitement de l'hémiplégie post hémorrhagique de l'apoplexie cérébrale, que cette substance, la strychnine, a été tant en France qu'à l'étranger, le sujet d'une expérimentation physiologique véritablement complète. Par les belles expériences qu'il a multipliées au Collége de France,

C. Bernard en opposant le curare à la strychnine, a mis en relief les mêmes propriétés. Depuis ces mémorables travaux il a été établi qu'en forçant jusqu'à des quantités mortelles le dosage de la strychnine, on arrive à des manifestations sidé· ratrices analogues à celle du curare. Martin Magron et Buisson, l'avaient fait pressentir dès 1858. Plus récemment, Jolet et Caour, Ch. Richet, Delaunay, Laborde, ont vérifié le même fait. (Thèse du Dr Gros-Kost, Paris, 1880). Mais la donnée première est acquise en dépit des subtilités contradictoires.

Dans son numéro d'août 1879, le *Philadelphie médical Times*, reproduit, par la plume du Dr Lautenbach, des expériences qui tendaient à établir que la strychnine n'agit sur les nerfs moteurs, qu'en raison de son mélange avec la brucine. Or, c'est là une argumentation sans valeur, car c'est après avoir épuisé par la brucine la neutralité des ganglions médullaires qu'on aurait cru constater l'inactivité de la strychnine.

Ce qui parait bien établi, c'est que tous les strychnos, qu'ils proviennent d'Amérique ou d'Asie, sont convulsivants à dose modérée et paralysants à doses massives. C'est parce que le curare représente sur un plus petit volume, une plus forte quantité de principes toxiques qu'il paraissait un antagoniste de la strychnine. On le voit bien par les recherches de Schlaylen, Houffen et Heckel au sujet du M'Boudou. Le M'Bou· dou agit par la strychnine localisée dans l'écorce de sa racine et de sa tige (*Journal de Pharmacie*, janvier 1882). Il importe d'ailleurs ici, comme dans toute étude thérapeutique de distinguer les expériences faites sur les animaux, selon leur espèce et leur genre, avec la même substance, et aussi de bien observer que les mêmes agents, aux mêmes doses, ne produisent pas des effets identiques, selon qu'on les applique sur des sujets sains ou malades. Ainsi, M. Delaunay a expérimenté que les mêmes quantités de strychnine agissent sur une grenouille préalablement septycémiée plus énergiquement que sur une grenouille saine. Nous ne pensons donc pas, malgré la grande valeur de l'expérimentateur, M. Couty, qu'il convienne de s'exagérer l'importance de la communication faite par lui à l'Académie des sciences, dans la séance du 22 octobre 1883 :

« A aucune période, dit-il, ou mieux à aucune dose, la
» strychnine n'augmente les fonctions normales de la moelle
» ou du bulbe; son premier effet appréciable du côté du cer-
» veau et des nerfs sensitifs est de diminuer leur sensibilité.
» Son premier effet du côté des mouvements est de substituer
» des formes pathologiques (contractures, convulsions, chorée)
» aux formes de réaction normales, et tant que le mécanisme
» des diverses contractions n'aura pas été fixé, nous ne pourrons
» pousser plus loin l'analyse de cette intoxication. Mais, nous
» sommes déjà autorisés à conclure que la strychnine trouble
» les fonctions de la moelle au lieu de les exciter, et qu'elle
» diminue d'emblée sa sensibilité ».

Nous ne voyons point que ces conclusions infirment en rien ce que l'on possède de cliniquement exact touchant les propriétés thérapeutiques de la strychnine, appliquée au traitement des paralysies céphaliques ou médullaires. Il est tout naturel d'admettre que la strychnine, injectée sous la peau d'un animal en pleine possession de santé et par conséquent de tout son pouvoir réflexe excito-moteur, n'accroît pas la puissance d'excitabilité médullaire de cet animal, qu'en somme elle intoxique plus ou moins; mais il n'en reste pas moins acquis que cette même strychnine, jetée dans le sang d'un sujet dont le pouvoir excito-moteur de la moelle est émoussé ou annulé par cause morbide, provoque chez ce sujet des secousses toniques qui manifestent un réveil de la motricité. Et nous trouvons la justification clinique de notre opinion, dans les conclusions suivantes empruntées au moniteur de thérapeutique et reproduites par le bulletin général de thérapeutique, année 1884, tome 107, page 238. C'est le

docteur Galicié, de Versailles, qui a recueili plusieurs observations de paralysie traitées par lui avec succès à l'aide des
injections sous-cutanées de strychnine.

Il terminait ainsi : « La strychnine en injections hypoder-
» miques dans la paralysie produit un effet thérapeutique local
» et un effet thérapeutique général. L'effet local se manifeste
» plus ou moins vite après l'injection selon que le mouvement
» du muscle est plus ou moins complètement aboli. Si l'aboli-
» tion est incomplète l'effet se produit d'une à cinq minutes
» après l'injection, si elle est complète, de cinq à vingt-cinq
» minutes après. Quelquefois l'effet ne se manifeste qu'après le
» seconde injection ou même à la troisième, mais rarement.
» Dans ce dernier cas seulement, le mouvement acquis ne
» se conserve pas toujours dès le commencement, d'une injec-
» tion à l'autre, et même il faut une série d'injections
» pour fixer définitivement le mouvement. L'effet thérapeu-
» tique se manifeste progressivement après une série d'injec-
» tions; ici rien de particulier. Au point de vue thérapeutique
» la strychnine en injection hypodermique, dans la paralysie,
» agit d'une façon analogue à celle de l'électricité, analogie
» connue depuis longtemps comme action générale; elle isole
» l'action médullaire, elle décompose le mouvement, elle est
» en un mot, à la façon de l'électricité un agent d'analyse par
» son action locale, et un agent de synthèse par son action
» générale. Ces deux effets combinés concourent à la guérison
» de la paralysie. La strychnine comme l'électricité rencontre
» des membres réfractaires. Ce sont naturellement les mêmes.
» L'effet thérapeutique de la strychnine, comme celui de l'élec-
» tricité, comme celui de tout agent de guérison, est du reste
» subordonné dans ses manifestations et dans sa rapidité à la
» loi générale d'observation qui veut que les mouvements des
» membres inférieurs reviennent plus complètement et plus
tôt que ceux des membres supérieurs » (*Moniteur de thérapeutique, 1882.*)

Les faits dont nous avons été témoins n'autorisent pas des conclusions aussi optimistes en faveur de l'emploi de la strychnine dans le traitement des paralysies consécutives à l'apoplexie ; mais il convenait de relater cette citation qui confirme des applications plus anciennes et une pratique très générale que Fouquier le premier inaugura en France dès 1818. Nos conclusions à ce sujet seront plus réservées, et, en raison de ce que nous avons vu, de ce qui nous a été enseigné, nous dirons :

. On ne doit jamais recourir à l'emploi de la strychnine dans les hémiplégies de nature apoplectique aussi longtemps que les phénomènes congestifs de l'encéphale ne sont pas complètement disparus. La strychnine ne convient même pas au début de la deuxième période, telle que nous la définissons ici, parce qu'à cette époque de la maladie la sensibilité douloureuse des articulations paralysées est extrême, et que cette sensibilité est souvent exaspérée par les tétaniques.

D'un autre côté, quand la contracture menace de s'établir, la strychnine provoque inutilement des pseudo mouvements de nature purement pathologiques et dont les résultats en apparence favorables sont finalement négatifs. C'est donc seulement vers la fin de cette deuxième période, quand il n'y a plus rien à redouter du côté de l'encéphale et que, d'un autre côté, la contracture n'est pas définitivement établie, alors que les malades sont dans un état d'inertie et de passivité physiologique, faute de recevoir et d'utiliser l'incitation nerveuse que la strychnine trouvera le mieux ses indications. On ne doit pas oublier, enfin, qu'elle convient mieux aux paralysies d'origine myélique qu'aux paralysies d'origine cérébrale ; et qu'en tout état la méthode des injections sous-cutanées paraît préférable à celle de l'introduction des médicaments par la voie stomacale.

Il est un médicament dont l'action physiologique est voi-

sine de celle des strychnos et dont les applications thérapeutiques sont encore peu répandues; surtout peu variées.
Nous voulons parler de la *Picrotoxine* principe actif du
coculus menispermum ou coque du levant. On ne l'utilise
guère en médecine que contre l'épilepsie, et ce n'est un mys-
tère pour aucun praticien que cette substance est le principal
ingrédient des dragées anti-nerveuses du docteur Gellineau.
Son efficacité dans le mal caduc est très réelle et aujourd'hui
incontestée. M. le professeur de Fleury a injecté comparative-
ment sur des grenouilles et des cobayes des solutions titrées
de thébaïne, de strychnine et de picrotoxine. Ce sont trois
convulsivants, mais d'une puissance toxique et d'une modalité physiologique bien différentes. La thébaïne, comme d'ailleurs la papaverine son congénère d'origine opiacée, occupe
comme agent toxique le premier rang. On ne doit en attendre
aucun effet thérapeutique favorable. Le cerveau, le bulbe et
la moelle allongée, paraissent être le centre d'action des convulsivants de l'opium, et quand une fois la dose de ce poison
a été portée assez haut pour faire éclater l'attaque convulsive,
les phénomènes se rapprochent, se multiplient et s'aggravent
jusqu'à la mort. Il n'en est pas ainsi de la strychnine; si la
dose de cette dernière substance n'est pas d'emblée portée si
haut que le pouvoir convulsivant soit dépassé de manière à
atteindre la sidération paralytique des centres moteurs, à la
manière du curare, l'animal intoxiqué par la strychnine épuise
par élimination le pouvoir convulsivant et finit presque
toujours par se remettre. Nous avons déjà dit quel est le ca-
ractère des convulsions de la strychnine: ce sont des contractures tétaniques et des convulsions toniques dont le territoire
semble exclusivement limité à la moelle épinière. Les attaques
éclatent successives et intermittentes à la suite d'une sorte
d'accumulation de force nerveuse sur la moelle par des dé-
charges analogues à celles que produit l'électricité.

La picrotoxine agit de même que la strychnine, surtout sur les muscles à faisceaux striés. Mais d'après M. Cayrac, cité par Gubler, dans ses commentaires de thérapeutique : tandis que les convulsions provoquées par la strychnine, agissent en quelque sorte exclusivement sur les extenseurs, celles que provoque la picrotoxine, portent sur tout l'ensemble de la myotilité de telle façon que le corps reste dans la position où l'a saisie le poison.

La strychnine serait donc tétanique, et la picrotoxine cataleptigène (Gubler). La picrotoxine semble à la fois plus tolérable et plus exempte de danger chez les hémiplégiques. Nous n'exprimons pas ici une vue de l'esprit, une induction purement théorique : cinq hémiplégiques à la suite d'apoplexie cérébrale, ont été traités en notre présence, dans les salles 3 et 12 de l'hôpital Saint-André : Trois femmes et deux hommes. L'âge de ces malades était compris entre 52 et 69 ans, deux étaient aphasiques et paralysés du côté droit. Les trois autres avaient la parole libre, mais la vessie était paralysée chez deux femmes, et la sensibilité plutôt exaltée qu'abolie. Toutes les attaques remontaient à plus de quatre mois : une à un an et deux à neuf mois. Chez deux femmes, il y avait contracture très douloureuse de la jambe rétractée sur la cuisse. Ces cinq malades furent soumis pendant plus de six semaines à la médication de deux, puis de trois milligrammes de strychnine.

Le chef de service constata des effets réels de sollicitation de mouvements à la suite de cette médication dès les cinquième et sixième jours.

Mais après quinze jours, trois semaines de la médication, tous ces malades se plaignaient d'un ensemble de phénomènes fâcheux et même inquiétants qui décidèrent M. de Fleury à cesser l'emploi de la strychnine. C'était d'abord des céphalalgies très douloureuses, des crispations intolérables et de l'insomnie ainsi que de la constriction vésicale. On prescrivit l'électricité, mais l'application en était très irrégulièrement faite. C'est à cette occasion que nous vîmes substituer la picro-toxine à la dose de 5 milligrammes par vingt-quatre heures. Tous les malades se trouvèrent soulagés, le sommeil revint et le rappel de la myotilité nous sembla plus favorisé que par la strychnine ; une des femmes même eut son exeat sans être absolument guérie, mais très sensiblement modifiée dans un sens avantageux.

Nous ne prétendons pas proposer la picrotoxine comme un moyen curatif radical de l'hémiplégie chez les apoplectiques, mais comme un médicament qui peut suppléer avantageusement la strychnine, là où celle-ci n'est pas tolérée et quand le moment d'appliquer l'électricité n'est pas opportun.

Toutefois, la picrotoxine n'est guère plus que la strychnine, le médicament qu'il convient d'appliquer aux hémiplégiques qui nous occupent, aussitôt qu'a fini la première période, c'est-à-dire après la disparution des accidents comateux et congestifs de l'ictus apoplectique.

Nous avons vu notre maître, M. le professeur de Fleury, pratiquer, pendant plusieurs mois, avec des résultats positifs, une médication dont l'application lui est toute personnelle et qui semble répondre mieux que toute autre aux indications qui s'imposent dès le début et pendant tout le cours de la période transitoire des hémiplégies par hémorrhagie cérébrale. Cette médication ou plutôt ce médicament est la Coca du Pérou.

Tout le monde médical connaît la réputation légendaire et par trop merveilleuse de ce produit d'Outre-Mer dans son pays d'origine. Dans toutes les régions chaudes de l'Amérique, spécialement dans le Pérou, la Bolivie et l'ouest du Brésil, ce sont les feuilles de l'Erytrocillum Coca que l'on utilise. Ces feuilles, longues d'environ 5 à 6 centimètres, larges de 1 à 2 centimètres, sont verdâtres à la face supérieure et jaunâtres en dessous, leur forme est ovale et lancéolée. Toutes présentent à la face inférieure l'empreinte d'une deuxième élipse allongée dans le sens de la nervure centrale; on dirait l'effet d'une imbrication par accolement et superposition des feuilles les unes sur les autres. Elles possèdent un arome particulier qui rappelle celui du thé; mâchées, elles sont légèrement astringentes. Les Indiens d'Amérique en usaient dans les temps les plus reculés. Aujourd'hui encore les habitants du pays affirment qu'en les masticant, on peut passer plusieurs jours sans manger et fournir une grande dépense de travail musculaire. Dans les courses et les expéditions qui exigent des marches forcées, dans de mauvaises conditions, la Coca soutiendrait merveilleusement les forces. Les courriers, qui doivent traverser de vastes forêts et fournir des marches longues et rapides, trouveraient dans la consommation de cette feuille qu'ils mâchent en l'humectant de salive et en y mêlant une substance légèrement alcaline dite *llipta* des forces et un pouvoir de résister à la fatigue véritablement extraordinaire. En Europe, en usant des feuilles sèches telles qu'elles nous parviennent, on n'a point pu réaliser ces prodiges d'incitation à la marche; il convient donc de faire ici la part de la fable.

L'unique propriété jusqu'à ces temps bien constatée parmi nous de ces feuilles est celle d'insensibiliser les muqueuses qu'elle touche, et notamment celle de l'estomac, ce qui expliquerait la suspension de la faim pendant de longues heures. On a voulu aussi en faire un tonique reconstituant et possédant à la fois des propriétés du quinquina et des caféïques. Plusieurs auteurs français, notamment le Dr Marvaud, médecin militaire ont rangé la Coca parmi les médicaments d'épargne. M. de Fleury a voulu vérifier ces affirmations et tout en confirmant les données de Gazeau, contraires à celles de Marvaud, il a ouvert la voie à des applications nouvelles de la Coca du Pérou. Jusqu'à ces derniers temps on n'utilisait en effet la Coca que pour combattre les gengivites et les stomatites, certaines gastralgies; on l'employait tout à fait sans raison dans la phthysie. Des spécialistes tels que Mariani, fabriquent sous le nom de vin de Coca, une liqueur agréable, mais qui n'est point un agent d'épargne comme on le prétend. Il importe de bien spécifier ici que les infusions, teintures ou vins de feuilles de Coca sont les seules préparations dont nous avons observé l'utilisation.

La cocaïne dont les propriétés ont été publiées il y a déjà de nombreuses années par Benett et qui récolte aujourd'hui un regain de popularité thérapeutique justifié et dû à ses merveilleuses propriétés d'anesthésie de contact n'est nullement en question ici.

Nous parlerons donc seulement de feuilles de Coca employées en décoction légère dans l'eau ou en macération dans l'alcool.

Durant le cours des années 1882-83, M. le professeur de Fleury a traité, dans les salles 3 et 12, onze hémiplégiques à la suite d'apoplexie cérébrale avec l'infusion de Coca comme principale médication.

Les premiers essais avaient été faits sur un nommé Puré, salle 12, lit 38, malade bien connu de tous les élèves, et atteint d'ataxie locomotrice avec sclérose médullaire en plaque comme lésion anatomique probable. Ce malade très intelligent et bien instruit, a rédigé lui-même sa propre observation. Il résultait manifestement de ses conclusions : 1º que l'usage quotidien de l'infusion ou du vin Coca (10 gr. de feuilles pour 120 gr. de véhicule), diminuait très sensiblement les douleurs fulgurantes de l'ataxique; 2º que la marche devenait plus sûre, plus ferme, mais *inconsciente*. M. Purie, traduit ce dernier résultat, en disant que le *calcul* de *nivellement* nécessaire pour empêcher l'ataxique de tituber, était facilité par l'usage de la Coca. Il s'est même livré à ce sujet à tout un travail de calculs mathématiques qui sont en dehors de notre travail.

Quoiqu'il en soit, ce fut à la suite de ces résultats que notre maitre, obligé de renoncer à la strychnine, en raison de l'exaspération nerveuse qu'elle ne tardait pas à faire naître chez les hémiplégiques de date relativement récente, inaugura l'application des décoctions de feuilles de Coca à toute une catégorie d'hémiplégiques. Les résultats obtenus furent sensiblement identiques partout. Le premier phénomène accusé par les malades, est le suivant : la nuit principalement sensation de chaleur dans la région lombaire et incitation involontaire à des mouvements surtout dans les membres inférieurs.

Ces mouvements ne ressemblent en rien aux incitations tétaniques de la strychnine, ni aux phénomènes de contracture spasmodique de la picrotoxine : ce sont des sollicitations involontaires qui provoquent uniformément dans tout l'ensemble du membre des efforts de déplacement chez le paralytique.

Un fait non moins digne de remarque et qui s'affirme seulement le septième ou le huitième jour qui suit la médication, c'est la diminution considérable de la douleur produite par des mouvements provoqués dans les grosses articulations des membres frappés, notamment du côté des membres supérieurs, phénomène que nous regardons comme très important, parce qu'il permet de *cultiver* en quelque sorte, par une gymnastique appropriée, le retour progressif de la myotilité. Nous regrettons de ne pouvoir fournir ici les observations détaillées de ces faits intéressants. Elève bénévole du service, nous le suivions en raison de l'intérêt qu'il nous présentait, et sans être autorisé autrement à recueillir des observations régulières. Nous nous rappelons très positivement une femme âgée de 60 ans, au lit 23 de la salle 3, hémiplégique à droite depuis près de trois mois et aphasique. Sa motricité était revenue dans la jambe droite, et quoique la main fût contractée, le bras droit commençait à ébaucher des mouvements d'éléva-

tion et de pronation. La Coca prépare surtout admirablement
à l'intervention de l'électricité, par l'application des courants
induits. J'ai vu à la salle 12, lit 14, un cocher frappé d'hémiplégie gauche à la suite d'une attaque, âgé de 43 ans, teint
coloré, œil noir saillant, face vultueuse, cou proéminant, large
équarrure d'épaules. Cet homme très impatient et qui s'expri-
mait très nettement, prit pendant trois semaines consécutives
120 grammes de décoction de feuille de Coca (10 gr. pour 120
grammes d'eau) comme dose quotidienne. Après un mois, il
avait recouvré la motricité presque intégrale du membre infé-
rieur, et il exerçait lui-même, à l'aide de la main droite, le
membre supérieur que l'on fit électriser régulièrement deux
fois par jour.

Ce malade est sorti de l'hôpital dans un état très voisin de
la cure radicale. On peut objecter que son cas était sans doute
de ceux qui peuvent spontanément guérir la lésion ne devant
pas avoir atteint les noyaux optostriés. Le malade était relativement jeune et frappé pour la première fois. Nous répondrons
seulement que le malade, qui avait passé un mois en ville
sans traitement actif, constatait les progrès de son état, en
raison de l'activité et de la régularité de la médication
nouvelle.

Nous pensons donc qu'il convient de placer les feuilles de
Coca du Pérou, au premier rang parmi les agents de médication interne indiqués dès la confirmation de la deuxième
période de l'hémiplégie apoplectique, à l'origine de l'état
transitoire que nous avons tenté de définir entre les derniers
épiphénomènes et le début de la troisième période (période de
contracture). Cette opinion est basée sur les faits dont nous
avons été témoins.

Le classement des faits exactement et entièrement recueillis
font plus pour l'avancement de la science que les théories les
plus ingénieuses; ce qui ne signifie pas, à notre avis, qu'il

soit anti-scientifique, une fois le fait enregistré et classé, d'en rechercher la raison en établissant les rapports de cause à effet.

A ce sujet, on nous permettra de résumer ici en quelques mots les considérations suivantes que nous avons recueillies au cours de thérapeutique de cette faculté et que notre Président de thèse a voulu nous autoriser à reproduire quoique émanant d'une leçon inédite et présentée sous forme de conjectures hypothétiques : « Des phénomènes que j'ai observés » sur moi-même dans des expériences qui ont duré environ » cinq mois, des essais bénévoles auxquels s'est prêté pen- » dant deux mois le sieur Edouard, mon infirmier de la salle » 12, lequel était en santé comme moi-même, des faits recueil- » lis sur plus de 35 malades, il résulte :

1° Que les infusions prolongées ou décoctions légères de feuilles de Coca, que la macération dans l'alcool étendu de cette feuille ne constituent pas, comme on l'a répété à tort, un aliment d'épargne et un médicament de nutrition.

En effet, le résultat constant de son usage est d'accroître la proportion d'urée éliminée (ce que Gazeau avait déjà expéri- menté et ce que Rabuteau a bien noté); en outre, l'analyse de l'air expiré prouve un accroissement dans l'émission de l'acide carbonique.

La Coca est donc plutôt un agent de dénutrition qu'un agent trophique.

2° Elle exerce certainement sur les zônes motrices de l'encé- phale une action d'incitation qui se traduit spécialement par une excitation musculaire, communiquée surtout aux organes de locomotion.

3° Enfin elle émousse la sensibilité générale sur les mu- queuses principalement, et rend moins consciente la percep- tion du syndrome douleur : voilà l'action physiologique.

Or, quel est la composition chimique de la Coca? Elle contient, avec des principes essentiels dont l'arome est analogue à celui des thés, un alcooloïde dont la formule atomique brut est :

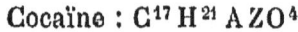

$$\text{Cocaïne : } C^{17} H^{21} A Z O^4$$

la formule de la morphine est :

$$C^{17} H^{19} A Z O^3 H^2 O.$$

Soit identité de carbone, identité d'azote, mais deux atomes d'hydrogène en plus et un atome de plus d'oxygène pour la cocaïne.

Si les procédés de synthèse artificielles parvenaient à incorporer dans la morphine la molécule d'eau $H^2 O$ inséparable de son obtention, ces deux corps se confondraient. Mais dans la réalité, la cocaïne possède un noyau plus chargé d'oxygène que la morphine; et étant donné la propriété stimulante de l'oxigène, on peut trouver dans cette différence la raison du pouvoir incitant musculaire de la cocaïne. La pseudo-morphine ou oxymorphine qui n'est nullement narcotique est chimiquement $C^{17} H^{19} A Z O_4$. La cocaïne moins deux atomes d'hydrogène. D'autre part, la formule de l'atropine est $C^{17} H^{23} A Z O_3$, même quantité de carbone, même quantité d'azote, mais un atome d'oxygène en moins que la cocaïne et deux atomes d'hydrogène en plus.

La cocaïne est donc un alcaloïde de transition entre la morphine et l'atropine. Plus oxygénée que les deux, elle a un molécule diatomique d'hydrogène de plus que la morphine et de moins que l'atropine.

Aussi sa propriété d'insensibiliser les tissus vivants qu'elle touche participe-t-elle, à la fois des attributs de la morphine et de l'atropine. Quant à son action générale de stimulation si nettement manifestée par l'emploi de la feuille, il semble logique de l'attribuer à sa plus-value d'oxygène.»

CHAPITRE III

PARALYSIE CONFIRMÉE ET PASSAGE A L'ÉTAT CHRONIQUE

Cette troisième période de l'hémiplégie apoplectique s'établit le plus souvent du sixième au huitième mois. Toutes les articulations principales des membres atteints sont devenues rigides par une sorte de travail d'ankylose; ou si, par exception, c'est la résolution qui domine, les muscles ne répondent plus à aucun appel de la motricité; les membres inférieurs ont quelquefois, mais rarement, perdu de leur volume normal; mais il est de règle que l'atrophie musculaire, paralytique implique une lésion de la moelle, les muscles frappés d'inertie ayant été privés de la vie physiologique. Si l'électricité n'a pas été appliquée, il est grandement temps d'y recourir. Voyons ce que vaut thérapeutiquement l'électrisation dans la paralysie apoplectique.

Nous ne saurions refaire ici sans nous condamner à des plagiats l'histoire physiologique et thérapeutique de l'électrothérapie dans ses applications à la paralysie en général. Duchêne, de Boulogne l'a écrite magistralement et en quelque sorte créée en France. Les travaux de Leroy d'Etiole, Masson Becquerel, Tripier, Onimus, Charcot et de son école sont dans toutes les mains. A l'étranger, Mattecci Nobili, Dubois Raymond, Renack Benedik, sont également connus.

Nous ferons donc bref sur cette médication, tout en la recommandant comme efficace par dessus toutes les autres pour réveiller le pouvoir contractile de la motricité et de la myotilité.

Rappelons d'abord les principes les plus généraux. L'électrisation réussit plus héroïquement dans les paralysies partielles que dans les paralysies générales; et dans celles qui dépendent directement d'une lésion de la moelle que dans les hémiplégies d'origine cérébrale. Elle n'en est pas moins très utile dans ces dernières. L'électrothérapie est essentiellement une médication excitante, et son grand avantage sur les excitants généraux, est de permettre de localiser ses effets. Il y a deux grandes méthodes d'électrisation, suivant que l'on emploie la faradisation, c'est-à-dire, les courants interrompus ou la galvanisation, c'est-à-dire les courants continus. L'action de cette dernière méthode résulte de la production de ce qu'on nomme la *Tension électrique*, c'est-à-dire l'effort que font pour se réunir les deux électricités contraires. L'électrisation agit à la fois sur l'élément nerveux et sur l'élément musculaire qui sont les deux forces lésées dans toute paralysie. Suivant que l'action excitante porte sur un organe de sensibilité ou de mouvement, la réaction obtenue réveille la sensibilité où sollicite des mouvements, naturellement. Le pôle positif porte le nom d'*Anode*, et le négatif, celui de *Catode*. C'est toujours au voisinage du catode que ce produit l'excitation électrique la plus énergique. Il importe de bien déterminer le sens des courants. Quand le pôle positif est appliqué sur un point de la périphérie, le sens du courant va du muscle à la moelle, et il est dit ascendant, dans le cas contraire, il est dit descendant.

Les courants induits sont ceux qui agissent le plus et le mieux sur l'élément musculaire, que l'application ait lieu sur le nerf ou sur les fibres même du muscle.

Les courants continus devront être réservés pour les paralysies viscérales et des muscles à fibres lisses. Que si l'on désire agir à l'aide de la faradisation par courants interrompus au foyer même et à l'origine de l'incitation motrice sur les centres nerveux on y arrivera par voie indirecte à l'aide de mouvements reflexes. Généralement il convient d'éviter les courants trop forts quand on emploie la faradisation. On fera bien de mouiller la peau afin que l'action agisse profondément: de petites éponges coniques imbibées d'eau salée agissent très bien.

L'application de la méthode générale d'électrothérapie exige une grande persévérance et beaucoup de régularité. Une interruption trop prolongée fait vite perdre le terrain conquis sur la paralysie.

Les faits d'amélioration très sensible de la paralysie localisée et dépendante surtout de lésion de la moelle ou de rhumatisme à l'aide de l'électricité sont nombreux. Nous avons vu seulement deux hémiplégiques d'origine céphalique et apoplectique bénéficier absolument de l'application de l'électricité et cela par faradisation. En résumé c'est par cette médication que l'on doit terminer la série des moyens curatifs à opposer aux progrès de l'hémiplégie apoplectique absolument confirmée.

Si le malade reste encore impotent, mais peut être déplacé ou se déplace lui-même, on terminera la cure par les moyens hydrothérapiques. Si l'hydrothérapie telle qu'elle se pratique méthodiquement à l'aide de l'eau froide par douches et affusions dans les établissements spéciaux, n'est point à recommander pour achever le retour complet de la motricité et de la sensibilité dans les paralysies qui nous occupent, c'est-à-dire dans l'hémiplégie consécutive à l'ictus apoplectique. Les malades de cette catégorie sont trop impuissants à réaliser la réaction énergique qui doit suivre la douche froide pour que ce

moyen leur soit profitable. Mais il y a plus, ce ne serait jamais
sans danger en raison de la réaction du côté de l'encéphale
qu'entraine toujours la douche, même mitigée, que l'on sou-
mettrait les hémiplégiques d'origine apoplectique à cette médication. Ce sont les eaux salées salines, iodo-bromurées qui
conviennent alors, notamment celles de Balaruc (Hérault),
Bourbonne (Haute-Marne), Bourbon-l'Archambault (Allier),
Lamothe (Isère). Ces eaux sont toutes chaudes 48-60 degrés.

Si nous avons renvoyé au traitement de la troisième période
de l'hémiplégie la question si importante et si discutée encore
du choix et du mode d'application des eaux minérales, c'est
pour deux motifs que nous croyons très plausibles : 1° Nul
n'ignore qu'il y a généralement de grandes difficultés et un
danger imminent à transférer sur un point éloigné des sujets
qui viennent de subir l'ictus apoplectique; 2° Il n'est pas con-
testable, nous semble-t-il du moins, que généralement toute
médication très excitante doit être écartée à la période coma-
teuse qui engendre l'attaque apoplectique.

Nous ne voudrions pas cependant qu'on nous supposât
ignorant des opinions très solidement appuyées en faveur
d'une pratique contraire notamment en ce qui touche les eaux
chlorurées. C'est ainsi (voir les Annales de la Société d'hydro-
logie médicale de Paris, tome 2ᵐᵉ), que pour Bourbon-l'Ar-
chambaud, dont les eaux fortement chlorurées sodiques ont
52 degrés de température, MM. Régnault et Caillat, préco-
nisent énergiquement l'emploi de ces eaux dans la première
période de l'hémiplégie apoplectique c'est-à-dire à la période
de réparation des lésions cérébrales. Or ces deux médecins
ont longtemps pratiqué avec distinction à Bourbon-l'Archambault.

M. Le Bret, à Balaruc, très connu comme médecin-inspec-
teur, incline visiblement vers la même opinion.

A Lamothe, dans l'Isère, M. Buissard, conseille aussi l'emploi du traitement thermal dès les débuts de l'hémiplégie.

Par contre, M. Renard, inspecteur des eaux de Bourbone, et
M. Villaret, professent qu'il y a danger a appliquer les eaux
naturelles chaudes, salées aux hémiplégiques avant la constatation
de la période d'état (*ad huc sub judice lis est*). S'il nous
était permis d'intervenir dans ce débat, nous dirions qu'il faut
avant tout, subordonner ces conclusions à la résultante des
faits observés, car on ignore véritablement par quel mécanisme
intime agissent les eaux thermales dans l'hémiplégie, et
nul autre témoignage ne peut prévaloir ici, que celui de l'empirisme.
Il y a aussi les indications du bon sens qui s'imposent
toujours en médecine : tel hémiplégique, de date très
récente, peut après six semaines ou un mois, être en état de
transfert. Or, le fait qui semble bien de l'expérience acquise,
est celui-ci : ce n'est pas simplement par une action excitatrice
et stimulante, que certaines eaux chlorurées, sulfureuses
et sulfatées, donnent des succès dans l'hémiplégie appoplectique,
il est démontré qu'elles agissent encore par dérivation,
en quelque sorte directe, sur la congestion céphalique et la
circulation capillaire. Et ce que nous disons ici ne s'applique
pas seulement aux eaux si réputées de Balaruc et de Bourbon-
l'Archambault, j'en ai constaté l'exactitude en ce qui concerne
les eaux sulfureuses de Préchac (Landes). Enfin, en tout état,
nous insistons sur l'importance d'une température élevée
variant entre 38 et58 degrés.

Il existe aussides eaux mixtes mi-sulfatées, mi-chlorurées
réputées comme très efficaces dans le traitement de l'hémiplégie
apoplectique. Nous citerons seulement l'eau de Brides-
les-Bains, près de Moustier (Savoie). Cette eau renferme pour
1 litre: Sulfate de chaux, 2 gr. Sulfate de soude 1 gr. Chlorure
de sodium 1 gr. Le docteur Laissus fils a publié en 1874
une monographie sur les propriétés de ces eaux. Il dit textuellement
qu'elles constituent une médication puissante dans les
paralysies d'origine cérébrale qui succèdent à l'apoplexie.

C'est la méthode franchement purgative qu'il faut employer
dans ce cas là. Parmi les eaux sulf reuses ou sulfatées Aix
(Savoie), les boues de Dax (Landes), Barbotan (Gers), sont très
énergiques et si leur emploi peut être utilisé il commande
toujours la plus grande attention. Castera-Verduzan (Gers)
Préchac (Landes), sont le plus véritablement indiquées. Je
m'étendrai plus particulièrement sur les eaux de *Préchac*
parce que personnellement et surtout par mon père, j'ai été à
même de juger les effets merveilleux et par trop peu connus
de ces eaux.

Suivent les observations des hémiplégiques traités par les
eaux de Préchac.

Observation I.

Jeanne Bouniort, âgée de 46 ans, fut frappée d'une attaque d'apoplexie, le 24 février 1856. Hémiplégie du côté droit, saignée générale au bras, le 24, nouvelle saignée le 25, révulsifs aux extrémités inférieures, le 26, purgatif (sulfate de magnésie 45 grammes). Le 27, mieux sensible qui se continue jusqu'au 4 mars suivant. Ce jour-là, la malade eut un peu d'oppression, huit sangsues à l'anus et nouveau purgatif le lendemain : depuis cet instant, cette femme alla de mieux en mieux, le mouvement était devenu assez facile pour lui permettre de vaquer aux besoins de son ménage.

Le 28 juin suivant, elle partit pour les eaux thermales de Préchac où elle resta quinze jours et d'où elle revint presque entièrement guérie, elle n'avait qu'un peu de gêne à la main droite.

Depuis cette époque, cette femme avait l'habitude de se faire saigner une fois par an, au mois de mai et de se purger quatre jours après. Elle allait presque tous les ans à Préchac. La gêne de la main avait complètement disparu et cette femme a vécu jusqu'au mois de mars 1876. Elle fut enlevée par une pneumonie.

Observation II

Marie B., âgée de 43 ans, tempérament sanguin, eut une attaque d'apoplexie le 12 novembre 1869, paralysée du côté gauche, insensibilité complète de ce côté.

Saignée du bras, révulsifs énergiques aux extrémités inférieures ; le lendemain douze sangsues à l'anus et le 14, purgatif et continuation de révulsifs. Un mieux sensible se manifeste dès le huitième jour. Un mois après, cette femme se levait et commençait à s'occuper. Pendant trois mois, on lui appliquait tous les 25 jours trois sangsues à l'anus et un purgatif deux jours après.

Le 4 juillet 1870, elle partit pour Préchac d'ou elle rentra en parfaite santé ; le mouvement du côté gauche était parfaitement rétabli : Elle allait à Préchac tous les ans. Le 5 février 1881, elle fut enlevée en 24 heures par une nouvelle attaque d'apoplexie.

Observation III.

J. S., âgé de 56 ans, fut frappé d'une attaque d'apoplexie, le 2 mars 1873. Paralysé du côté gauche, ce malade a été traité comme les deux précédents : saignée, purgatifs, révulsifs.

Le malade a pu aller à Préchac deux mois après, il en est revenu avec un mieux sensible. Il lui reste un peu d'engourdissement du côté qui a été paralysé, mais ce malade, très gêné, ne peut aller à Préchac tous les ans.

Il se propose d'y revenir cette année, si Dieu le lui permet.

Des cas comme ceux que je viens de citer, nous en avons en quantité. En un mot, tous les médecins de cette contrée envoient leurs malades à Préchac et s'en trouvent très bien.

Observation IV

P. F., âgé de 52 ans, a eu une attaque d'apoplexie le 22 août 1883 ; il n'a eu la visite du médecin que quatre jours après. Il n'a pu être saigné, les purgatifs et les révulsifs n'ont point amélioré l'état du malade qui est hémiplégié du coté droit :

Ce malade est allé à Préchac au mois de Juin 1884 il est revenu chez lui avec un peu de mieux puisqu'il traîne beaucoup moins sa jambe. Le malade reviendra à Préchac à la saison prochaine ; ma conviction est qu'il s'en trouvera bien.

CHAPITRE IV

MOYENS COMPLÉMENTAIRES

Nous ne terminerons pas ce travail sans exposer ou proposer tout au moins comme moyen thérapeutique à essayer, une médication encore inusitée, dont l'idée a été suggérée à notre maître, M. de Fleury, par des travaux de date récente et que nous regrettons vivement de n'avoir pu expérimenter personnellement.

On sait désormais qu'en provoquant des *mouvements volontaires* dans les muscles du côté non paralysé d'un hémiplégique on donne lieu à des mouvements non volontaires dans les muscles correspondants du côté frappé de paralysie. Le dernier travail paru à notre connaissance sur ce sujet intéressant est la Thèse du Dr Arnaud Camus (Bordeaux, 1885). Vulpian avait proposé le nom de syncinésie à ces mouvements associés. M. le professeur Pitres, un des maîtres éminents de la Faculté bordelaise les a particulièrement étudiés. Jaccoud en parle dans son étude sur les paraplégies et l'ataxie du mouvement. A l'étranger, Müeller, de Renzi, Exner, ont publié sur ce sujet des faits du plus haut intérêt. Il ne nous appartient pas d'entrer ici dans les discussions de haute physiologie qui ont été soulevées par les auteurs que nous venons de nommer, et dont l'importance ne saurait cependant nous échapper. Nous traitons en effet exclusivement ici de l'hémiplégie d'origine cérébrale et la question de pathologie physiologique en litige est celle-ci. Les mouvements associés provoqués du côté paralysé par une incitation volontaire sur les membres du côté sain sont-ils d'origine médullaire ou d'origine céphalique?

Disons tout de suite que la presque unanimité des auteurs se range avec faits à l'appui du côté de l'interprétation du phénomène par un acte purement médullaire. Ce serait par une incitation volontaire d'un îlot de la substance grise de la moelle que l'on ébranlerait le pouvoir moteur dans l'îlot médullaire correspondant, par sollicitation des propriétés de la substance grise de l'autre côté de la moelle. Exner soutient, lui, que cette incitation procède de l'excitation des centres corticaux de l'encéphale et des fibres du centre ovale. Mais cet auteur ne donne aucune expérience concluante en faveur de son opinion et la doctrine admise aujourd'hui est celle d'une intervention purement médullaire.

Cette interprétation est loin d'être défavorable à notre théorie et au procédé qu'on nous permettra de proposer comme moyen thérapeutique. En effet, on ne peut jamais, sans danger, porter une action excitatrice sur les centres nerveux qui ont été le siège récent d'un ictus apoplectique. En cultivant, au contraire, par un exercice purement inoffensif sur les membres sains le retour de la motricité du côté malade à l'aide d'une simple incitation médullaire, on dispose les muscles paralysés à obéir plus facilement au réveil de l'incitation cérébrale, alors que, par suite de la lésion centrale, les noyaux moteurs ont nécessairement perdu une partie de leur activité primitive.

Les conclusions de la Thèse de M. Camus nous semblent autoriser parfaitement l'indication thérapeutique que nous

nous permettons de mettre ici en avant. Ces conclusions disent, en effet :

1° Chez certains hémiplégiques, la contraction volontaire des muscles du côté non paralysé entraîne fréquemment les contractions involontaires relativement très énergiques des muscles du côté paralysé.

2° Ces mouvements, dits mouvements associés ou syncinésiés, s'observent surtout dans les cas d'*hémiplégie organique* avec contracture secondaire.

3° Ils se développent tout d'abord dans les membres symétriques, aux muscles qui sont le siège de la contraction volontaire initiale et s'étendent ensuite aux autres membres du côté paralysé.

4° Quand l'hémiplégie est incomplète, c'est-à-dire quand l'impotence motrice n'est pas absolue, la force des mouvements associés des membres paralysés peut être supérieure à la force maxima développée dans les membres sous l'influence de la volonté.

L'importance de cette conclusion n'échappera pas à nos lecteurs, elle nous semble tout à l'appui de notre Thèse.

En effet, si nous voyons un avantage manifeste à ce que les mouvements provoqués ne remontent pas comme cause première à une excitation primitive des centres moteurs du cerveau, avantage qui consiste à ne pas exposer le cerveau à une nouvelle irritation nocive et dangereuse, cet avantage n'est compensé par aucun inconvénient du côte du fonctionnement de la substance grise médullaire. Car dans le cas qui nous occupe la moelle est restée étrangère à l'ictus apoplectique. D'autre part, il importe de se bien pénétrer des termes mêmes du problème dont la solution est toute notre Thèse.

Nous nous sommes occupés ici seulement des hémiplégies consécutives à une lésion des noyaux centraux de l'encéphale.

Les lésions superficielles peu profondes guérissent spontanément. Celles qui ont pénétré dans les ventricules, annihilé en quelque sorte la capsule interne, et cheminé jusque vers la base du cerveau, sont tout aussi fatalement incurables que les premières sont curables. Reste donc la forme mixte dans laquelle d'innombrables observations démontrent que le malade peut plus ou moins radicalement guérir. Eh bien! dans ce dernier type, non seulement il n'est pas indifférent, mais il est absolument indiqué de solliciter le pouvoir moteur de la moelle afin de provoquer le réveil musculaire du côté paralysé. En effet c'est alléger d'autant la tache de l'organe initial et central des mouvements volontaires, le travail du noyau céphalique promoteur. Cette induction est tout au moins rationnelle et logique. Il lui manque il est vrai le bénéfice de l'expérience. Aussi est-ce un moyen que nous nous permettons seulement de proposer sans le donner comme certainement efficace. Le massage quotidiennement et régulièrement pratiqué sur les membres sains nous paraîtrait le procédé le plus recommandable dans l'espèce.

Nous ne terminerons pas sans une réserve : la méthode que nous proposons ici ne provoquerait jamais que les mouvements d'ensemble; or, il est démontré notamment par les applications d'électricité sous la méthode de Duchesne de Boulogne que ce n'est qu'à l'aide de mouvements partiels, divisés, multiples, et non par mouvements d'ensemble, que l'on réveille efficacement la motricité dans les paralysies des causes organiques.

Comme agents de médication auxiliaire, nous laissons de côté la belladone, quoique Trousseau et Bretoneau l'aient recommandée. La belladone n'agit ici que comme incitant des muscles à fibres lisses, elle peut faciliter le retour de la motricité seulement dans les viscères de la vie organique. Elle peut d'ailleurs être dangereuse par ses propriétés stupéfiantes et ischémiantes du côté de l'encéphale et du bulbe. Nous ne préconisons pas davantage l'ergot de seigle et l'ergotine qui ne sont pas exempts de propriétés nocives vis-à-vis de la moelle.

Mais nous recommandons volontiers l'emploi modéré de l'iodure de potassium dont l'action résolutive et éliminatrice est essentiellement avantageuse dans les apoplexies cérébrales dont l'étiologie se rattache à la syphilis tertiaire. Nous avons également toujours vu les malades bénéficier de l'emploi du quinquina et des phosphates comme agents reconstituants.

CONCLUSIONS

1° Dans la paralysie hémiplégique d'origine cérébrale et de cause apoplectique, le médecin traitant se trouve en présence de l'une des trois situations suivantes ; 1° Ictus apoplectique léger auquel l'expectation et l'hygiène seules peuvent suffire pour amener une guérison qui est de règle. 2° Destruction ou annihilation profonde des organes et propriétés motrices par lésion radicale des noyaux centraux auto-moteurs, auquel cas la guérison n'est pas à espérer quelle que soit la médication employée; 3° Lésion organique grave, mais ne dépassant pas le côté externe du corps strié. Dans cette forme mixte, l'intervention thérapeutique s'impose.

2° Cette intervention comporte alors l'explication de trois méthodes successives de traitement, correspondant à trois stades distincts de l'évolution pathologique.

3° Dans le premier stade, la thérapeutique se trouve en présence d'un ensemble de syndrômes que domine l'épiphénomène général de stupeur. Les révulsifs et les dérivatifs s'imposent. Il importe de discerner ici et de préciser les indications et contre-indications de la saignée générale. Les avantages qu'elle assure par les effets de déplétion et de dérivation qui lui appartiennent doivent être balancés avec les inconvénients qui résultent de l'anémie provoquée, de la syncope possible et des retours réactionnels de congestion. Le tempérament, la constitution, l'âge et l'état dynamique du sujet au moment de l'intervention proposée pourront seuls décider de l'opportunité de ce moyen.

4° La circulation céphalique régularisée et la stupeur disparue, on cherchera premièrement à réveiller l'activité des centres nerveux moteurs. On pèse ici les avantages et les inconvénients comparés de la strychnine, de la picrotoxine et de la Coca du Pérou.

Il semblerait convenir, dans cette seconde période, de ne faire intervenir la strychnine qu'en troisième lieu. La Coca et la picrotoxine devant précéder son emploi.

5° L'électrisation sera réservée pour agir dans la troisième période ayant pour objectif principal le réveil de la myotilité, à l'aide surtout des courants interrompus. Les eaux minérales naturelles d'abord salées, salines chaudes (type Balaruc), puis sulfureuses également chaudes, Préchac (Landes), s'imposent à l'époque de la convalescence.

6° Comme moyen adjuvant l'exercice physiologique méthodiquement pratiqué par les mouvements volontaires provoqués du côté non hémiplégié pourrait se présenter comme un moyen nouveau rationnel et exempt de tout danger mais sur lequel cependant nous faisons les plus grandes réserves.

La médication tonique s'ajoute naturellement comme agent de reconstitution générale.

Enfin, dans les complications spécifiques et dans tous les cas on est autorisé à supposer l'existence de produits néoplasiques ou d'embolies, l'emploi de l'iodure de potassium est essentiellement recommandable.

184

www.ingramcontent.com/pod-product-compliance
Lightning Source LLC
Chambersburg PA
CBHW070821210326
41520CB00011B/2058